SALINS

(SAVOIE, PRÈS MOUTIERS)

———

EAUX DE MER THERMALES

PAR

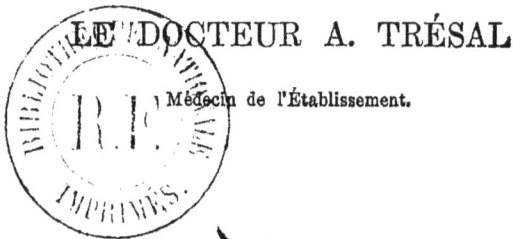

LE DOCTEUR A. TRÉSAL

Médecin de l'Établissement.

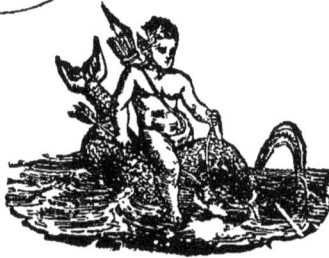

CHAMBÉRY

IMPRIMERIE MÉNARD ET COMPAGNIE

Rue Juiverie, hôtel d'Allinges

—

1873

SALINS (SAVOIE, PRÈS MOUTIERS)

EAUX DE MER THERMALES

Propriétés physiques et chimiques.

La source qui alimente actuellement l'Établissement jaillit au sud-est du village de Salins, au pied d'un roc calcaire, par neuf ou dix griffons très-habilement réunis dans une vaste piscine voûtée, et arrive aux cabinets de bains par un canal d'environ 50 mètres.

Examinées dans un verre, ces Eaux sont limpides comme l'eau ordinaire; — en sortant de la source, et à la source surtout, elles dégagent une quantité considérable de bulles plus ou moins volumineuses d'acide carbonique. — À mesure que l'on s'éloigne, ces bulles deviennent plus rares, et finissent par disparaître complétement.

Elles sont un peu âpres au toucher, et dégagent une odeur empireumatique analogue à celle de l'eau de mer. Bues à petites gorgées, elles laissent à l'arrière-bouche une sensation styptique et salée, qui n'est pas très-désagréable. Elles marquent 1,80 à l'aréomètre de Baumé, depuis que la petite source qui alimentait primitivement les bains s'est jetée dans la grande qui nous sert actuellement, conjointement avec la Saline de Moûtiers. Avant cet événement, elles ne marquaient que 1,60, et la petite source 2.

Leur température fixe + 35 c. couverts, quelles que soient les variations atmosphériques. Nous avons cependant été témoins d'un fait assez singulier pour que nous le rapportions.

A la suite du léger tremblement de terre qui eut lieu en 1856, l'eau arriva subitement toute troublée par une énorme masse de molécules ferrugineuses, et sa température s'éleva, pendant une heure environ, de 35 à 41. En 1755, lors du tremblement de terre qui détruisit Lisbonne, les sourses tarirent pendant deux jours, et reparurent ensuite troublées également et colorées en rouge.

Leur pesanteur spécifique est de 1,11, celle de l'eau étant prise pour unité de comparaison. Celle des eaux de mer étant de 1,26, ont voit que la différence n'est pas considérable, et cette différence est bien compensée par la thermalité.

Leur débit journalier est d'environ trois millions et demi de litres dont une faible partie seulement est concédée à l'Etablissement. Le reste est destiné à alimenter la Saline de Moûtiers, mais il s'en perd inutilement une quantité considérable, soit par des fuites qui existent à la source même, soit le long d'un trajet de 1,475 mètres qu'elles parcourent de Salins à Moûtiers. Cette masse d'eau pourrait être plus également et plus utilement répartie entre l'Etablissement thermal et la Saline : celle-ci n'y perdrait rien, et l'humanité aurait beaucoup à gagner à ce qu'on pût augmenter le nombre des cabinets et surtout utiliser la piscine pour les bains à bon marché. Nous reviendrons sur cette question qui intéresse hautement l'hygiène et la pratique.

Quoique nous attachions peu d'importance à une classification purement chimique, nous dirons avec MM. Socquet et Pétrequin qu'elles appartiennent à la classe des Eaux mixtes sodiques-calciques, c'est-à-dire prédominance des sodiques et calcaires. Voici en effet leur analyse faite par le savant professeur Berthier ; nous plaçons en face celle des Eaux de mer, afin qu'on puisse facilement saisir la grande analogie qui existe entre elles.

SALINS		EAU DE MER (Lagrange et Vogel.)	
Acide carbonique........	0,68	Acide carbonique....	0 lit. 23
Carbonate de fer........	0,15	Carbonate de magnésie	0, 200
— de chaux......	0,75	— de chaux...	
Sulfate de chaux........	2,40	Sulfate de chaux......	0, 150
— de magnésie.....	0,52	— de magnésie....	6, 465
— de soude........	0,98	Chlorure de magnésie.	5, 863
Hydrochlorate de magné-		— de sodium..	26, 646
sie..............	0,30	Potasse.............	traces.
Hydrochlorate de soude..	10,22	Iode...............	

M. Reverdy, chimiste distingué de notre pays, en opérant sur les Eaux-mères, y a découvert de l'iode et du brômure de potassium, en quantité encore indéterminée ; et M. Calloud, de l'arséniate de soude.

Quoi qu'il en soit, on ne peut que s'étonner en voyant une quantité aussi considérable de principes minéralisateurs dans une eau thermale (environ 17 grammes par 1,000). Elle est certainement la plus riche qui existe parmi les eaux minéro-thermales connues. Aussi quelle puissante action physiologique et thérapeutique ne devra-t-elle pas excercer sur l'économie! C'est ce que nous allons étudier.

Action physiologique et thérapeutique.

L'action physiologique d'un médicament est le principal indice de son caractère thérapeutique. En partant de cette donnée incontestable, nous allons exposer les phénomènes physiologiques déterminés par les Eaux de Salins, les conséquences pratiques seront ensuite faciles à déduire. La nomenclature de ces symptômes sera nécessairement incomplète ; en effet, on ne peut pas toujours obtenir des baigneurs des renseignements bien précis, parce qu'il en est peu qui observent les phénomènes qui se passent en eux pendant et après le bain. Nous ne donnerons que ceux dont nous sommes certains.

Les douches ne sont pas comprises dans ce tableau, à cause de l'élévation de la température des Eaux, qui ne donnent plus les mêmes résultats.

Température : 35 ; — Pesanteur spécifique : 1,11 ; — Minéralisation : 17 et plus grammes ; — Durée d'action : trois à six mois, ce dernier terme dans les affections chroniques.

Vertiges avec obnubilation en sortant du bain, avec pesanteur dans le bain, — sensation de pression de bas en haut vers le crâne, — picottement des yeux, — bourdonnement dans les oreilles, — fréquentes démangeaisons à la figure, au cuir chevelu, — sécheresse des narines, des lèvres.

Sécheresse de l'arrière-gorge, — goût âpre, styptique, — sensation de soif très-vive, — pression à l'épigastre, dans le bas-ventre, barborygmes, — vents.

Pression sur la poitrine, — battements de cœur.

Emission fréquente des urines, — érection dans le bain et après, — appétit vénérien augmenté.

Articulations enroidies d'abord, puis jouant facilement, besoins fréquents de pandiculations générales et locales, — peau rougie rapidement, — éruption de petits boutons sur les régions où l'épiderme est plus fin, ramollissement du tissu épidermique.

Appétit augmenté, — circulation plus rapide, — sueur quelquefois abondante, mais toujours provoquée, — menstruation hâtée.

Moral gai, — espoir de guérison, — besoin de locomotion, — sommeil agité assez souvent pendant quelques jours.

Tels sont les symptômes que j'ai pu observer jusqu'ici. Il reste de vastes lacunes à compléter, mais cela n'est pas facile pour les raisons que j'ai données plus haut.

Cependant, tout incomplet que soit ce cadre physiologique, on ne peut s'empêcher de reconnaître que l'action spécifique de ces Eaux est l'excitation des systèmes nerveux et circulatoires : d'où il résulte qu'elles devront être employées dans les cas où il sera nécessaire de régulariser les fonctions qu'ils remplissent dans l'harmonie du corps humain.

Par le système circulatoire, nous n'entendons pas seulement la circulation rouge, mais encore et surtout la circulation blanche. En effet, dans le tableau physiologique tracé ci-dessus, nous voyons excitation du système circulatoire, donc l'accroissement d'action de ce système implique physiologiquement un défaut de concordance entre celui-ci et le système de circulation ganglionnaire. La même observation doit s'appliquer à l'excitation nerveuse.

Une propriété qui est commune à toutes les eaux excitantes et sulfureuses, ainsi qu'aux eaux de mer, c'est de révéler l'existence de la syphilis larvée.

De là, deux grandes divisions nosographiques des maladies contre lesquelles les Eaux de Salins peuvent être utilement employées :

1° Affections omnimodes du système ganglionnaire.
2° Affections atoniques du système nerveux.

Nous croyons devoir ajouter une troisième classe comme appendice, c'est celle des lésions traumatiques et des affections rhumatismales.

Affections du système ganglionnaire.

Sous ce titre nous comprenons toutes les dyscrasies qui proviennent d'un vice général de la circulation.

C'est dans l'innombrable et protéiforme série de ces affections que se manifeste au plus haut degré l'action spécifique de ces Eaux. Depuis l'engorgement ganglionnaire simple jusqu'aux lésions les plus graves, ces désordres sont justiciables de leur action, pourvu que la période inflammatoire soit passée.

Ainsi on les prescrira toujours avec succès dans les cas suivants : Débilité générale, surtout chez les enfants, — ulcérations strumeuses chroniques, déviation des os (cyphose, rachitisme, etc.), — coxalgie, périostite suppurante, carie avec esquilles, clapiers pyogéniques fistuleux, — ulcères atoniques, tumeurs blanches même très-volumineuses, — engorgements passifs du bas-ventre, l'aménorrhée, la leucorrhée et la dysménorrhée par atonie.

Nous rangerons encore dans ce tableau les dermatoses, bien qu'elles dussent peut-être former une classe à part : mais comme elles dépendent constamment d'un vice psorique ou syphilitique, il nous semble qu'elles peuvent naturellement trouver leur place dans les lésions de ce système, car elles ne sont que le résultat d'une infection générale. Nous ajouterons donc à la série ci-dessus les dermatoses chroniques, humides et sèches. Nous prenons cette dénomination parce qu'elle nous paraît plus simple et plus rationnelle, car ce n'est pas tant la forme de l'éruption que l'éruption elle-même qui constitue la maladie.

« Ces Eaux, disions-nous, dans un de nos Bulletins « précédents, sont celles des enfants. » Il est étonnant de suivre les rapides progrès que fait la guérison chez ces chers petits êtres, sous l'influence de quelques bains. Ils les supportent avec beaucoup de facilité, et ce sont ceux qui chaque année nous donnent les plus belles guérisons. Aussi les mères les bénissent, et sont les plus ardents apôtres de la réclame en leur faveur.

Affections du système nerveux.

La plupart des affections aiguës des centres nerveux laissent après elles des traces de faiblesse qui se traduisent par un état atonique — paralysie ou paraplégie. L'opinion de quelques praticiens était que, dans ces cas, les Eaux de Salins étaient dangereuses ou tout au moins intempestives. Nous avons reconnu que, loin d'être nuisibles, elles développaient dans ces circonstances une puissance d'action thérapeutique très-rapide, et déterminaient une réaction favorable, sans aucun danger, à la condition toutefois que l'élément inflammatoire qui les avait produites eût été complétement dominé.

En dehors de ce genre de lésions, il en est d'autres qui ne dépendent que d'un état de faiblesse nerveuse que l'on confond trop souvent avec l'excitation, en prenant l'effet pour la cause. On n'ose pas alors faire usage des Eaux de Salins, dans la crainte de voir les symptômes augmenter d'intensité. C'est là une erreur assez fréquente et qui dépend d'un défaut de diagnostic étiologique. Ainsi on les prescrira sans crainte et toujours avec succès dans les névroses suivantes, lorsqu'elles reconnaîtront pour cause un principe morbide asthénique :

Paralysies générales ou locales, — tremblement des membres, — anesthésie de la peau, — anaphrodisie incomplète, — énurèse, dyspepsie et gastralgie chronique, — névralgies chlorotiques ou chloro-anémiques, spermatorrhée, etc.

Affections de l'appareil locomoteur.

La plupart des maladies chroniques de ce système sont singulièrement améliorées, et souvent guéries par l'emploi judicieux des Eaux de Salins, pourvu qu'elles n'aient pas été négligées au point d'avoir amené une atrophie du membre, ou des lésions organiques trop graves. Nous les prescrivons toujours avantageusement dans les cas suivants :

Rhumatismes musculaires et articulaires chroniques, sans lésions du système circulatoire, ankyloses incomplètes, engorgements passifs provenant de luxations, de fractures ou d'entorses. J'ai vu quelques goutteux s'en trouver bien et leurs accès devenir plus rares et moins douloureux par l'usage des bains de Salins, pendant les rémittentes des accès.

Nous ne parlerons pas ici des affections du système

circulatoire : il est rare qu'elles puissent trouver un sou-
lagement à Salins, nous y voyons même généralement
une contre-indication presque formelle, à moins qu'elles
ne dépendent d'une simple névrose liée à d'autres causes
indépendantes de toute lésion organique de la circulation.

Nous avons cependant observé plusieurs faits singuliers
qui nous feraient relâcher un peu de notre manière de
voir peut-être trop absolue à cet égard.

Ainsi, l'année dernière, il nous est arrivé une malade
qui était atteinte de palpitations avec étouffement et œdème
des malléoles, avec décloration de la peau et des mu-
queuses. Elle prit à notre insu des bains pendant plusieurs
jours et s'en trouva fort bien, comme elle me le dit plus
tard ; l'œdème avait disparu ainsi que les palpitations.
Il paraîtrait que dans certains cas de lésions du cœur par
atonie, tel que la dilatation partielle liée à un état chloro-
anémique, l'usage des Eaux de Salins serait avantageux.
Mais avant de les conseiller, il nous faut encore d'autres
observations à l'appui de celle que je viens de rapporter.

CONTRE-INDICATION

Lorsqu'on étudie le tableau de l'action physiologique
des Eaux de Salins, on s'aperçoit qu'elles agissent spécia-
lement comme stimulantes et toniques. Les contre-indications sont donc clairement marquées.

Il faut les proscrire absolument dans toutes les affections aiguës, dans celles des systèmes circulatoires et respiratoires, dans les affections nerveuses par excitation ; — pendant les menstrues.

Nous ferons observer ici qu'il faut être très-prudent pour l'emploi des Eaux de Salins, dans les affections utérines.

Il ne faut pas que la matrice soit le siége d'une inflammation même sub-aiguë ; l'écoulement, quelle qu'en soit la nature, doit toujours dépendre d'un état atonique de l'organe ; dans le cas contraire, la maladie ne ferait que s'aggraver.

La cachexie générale accompagnée de marasme et de fièvre hectique est une contre-indication formelle.

En résumé, ces Eaux ne devront jamais être prescrites dans les maladies à l'état aigu, quelle que soit la période dans laquelle elles se trouvent.

Mode d'administration des Eaux.

Ces Eaux s'administrent en bain, en douche, en boisson et en topiques sous forme de boues. C'est au médecin de prescrire le mode qui lui paraîtra le plus utile, soit en les employant isolément, soit en les combinant. C'est à lui de régler la durée des bains, des douches, leur température et la durée du traitement : en un mot de surveiller attentivement la cure thermale et d'en suivre les effets. Nous ne dirons donc rien de l'action particulière de ces trois modes d'application des Eaux : nos confrères les connaissent, et quant aux malades, la question me paraît oiseuse et sans intérêt pour eux.

Hygiène.

L'hygiène est le plus puissant adjuvant d'un traitement thermal. Nous allons tracer au baigneur les règles
de conduite qu'il doit suivre pendant son séjour à Salins.

Se lever matin pour prendre son bain, afin de pouvoir
se reposer dans son lit et continuer par une douce trans-
piration l'action des Eaux, — et déjeûner ensuite avec du
thé, du bouillon ou du café coupé.

S'habiller chaudement pour aller au bain, et se faire
sécher au sortir du bain avec des linges chauds. Même
précaution à prendre le soir relativement aux vêtements.

Régime doux, peu épicé; éviter les crudités, fruits mal
mûrs, salé préparé, etc.

Repos moral : cette condition est de la plus haute importance; — comment le corps pourrait-il se retremper
sous l'action dévorante de préoccupations morales, de
santé, d'intérêts et de passions mauvaises? Eviter le jeu,
la solitude et fuir avec soin les excès de tout genre.

Salins et l'Établissement thermal.

SALINS, ville autrefois assez importante, n'est plus maintenant qu'un petit village composé d'une vingtaine de
maisons irrégulièrement groupées sur l'étroite langue de
terrain qui existe entre le Doron et le roc calcaire au pied
duquel sortent les Eaux salées. Tout porte à croire que la
vallée dans laquelle il est situé était beaucoup plus large
anciennement ; en effet, le rocher paraît avoir été détaché
d'un seul bloc à la masse calcaire qui surplombe la route

de Brides, et la rive gauche du Doron a été certainement envahie par l'alluvion qui la limite actuellement. Salins a toujours eu une importance considérable à cause de ses sources d'Eau salée, d'où se tirait tout le sel consommé dans la Tarentaise et la haute vallée d'Aoste. Vers le 15ᵉ siècle, il y existait une imprimerie, et probablement il était alors le siége de l'administration locale.

Salins est situé à 1 kilomètre de Moûtiers, chef-lieu de sous-préfecture et siége de l'évêché de Tarentaise ; on y arrive par une belle promenade en plaine. Le village se trouve à 485 mètres au-dessus du niveau de la mer, la température moyenne pour les cent jours d'été est de + 18° c. Le vent régnant, nord-ouest; la direction du courant, nord-ouest et sud-est. Le climat est excellent, les épidémies y sont inconnues, et le magnifique aspect que présente la population de cette petite commune vient à l'appui de ce que nous disons.

L'Établissement thermal est situé à l'entrée de la source. Il est composé d'un premier étage, dans lequel se trouvent les salons d'attente, et d'un rez-terre sur lequel s'ouvrent les cabinets de bains, la douche et la piscine. Les cabinets sont au nombre de neuf, tous bien aérés et très-vastes; les baignoires sont en marbre de Carrare et d'un seul bloc, les bains sont à courant continu; la douche est bien organisée, elle a six mètres de chute et peut facilement débiter cent litres par minute ; un séchoir, des chaises à porteur complètent l'aménagement des bains, et le service y est fait avec toute la promptitude possible.

OBSERVATIONS

———

Nous les classerons d'après l'ordre que nous avons suivi pour les indications thérapeutiques : *Affections du système ganglionnaire, du système nerveux et, comme annexe, affections traumatiques et rhumatismales*. Nous donnerons pour chacune d'elles une observation — type auquel se rattachent celles qui leur sont identiques et que leur multiplicité nous force de passer sous silence.

Affections du système circulatoire ganglionnaire.

I.

Mlle..., 15 ans non réglée. — Arthrocace suppurante des os du tarse et de l'articulation tibio-tarsienne droite, datant de 15 mois ; on avait employé inutilement l'huile de foie de morue, les exutoires et une foule de remèdes.

Le pied est gonflé, rouge, douloureux au toucher ; il offre cinq orifices par lesquels suinte une sanie fétide ; la compression supérieure et inférieure en fait sortir une quantité considérable de pus de mauvaise nature.

Douches locales, bains-généraux ; au bout de dix jours, amélioration ; continuation des mêmes moyens et sirop Dupasquier, pendant douze jours, après lesquels elle part.

Le pied a considérablement diminué de volume, il ne sort plus qu'un peu de sérosité par deux trous qui sont ouverts ; elle peut poser le pied à terre et marcher avec une béquille ; on lui recommande de revenir; on prescrit la compression graduée et l'usage du sirop de brou de noix.

J'ai eu de ses nouvelles par son père, trois mois après : l'amélioration se maintient, elle a même fait des progrès, et mantenant la malade est dans un état très-satisfaisant.

Elle est revenue pendant quatre années consécutives, prendre les Eaux : la guérison est complète, la santé florissante, il ne reste qu'un peu de roideur dans l'articulation tibio-tarsienne.

II.

Cette observation occupe deux années.

Mᶦˡᵉ...., 18 ans, atteinte, vers la fin du mois d'août, d'une coxalgie avec raccourcissement du membre d'environ trois centimètres, Je la traitai conjointement avec mon honorable collègue le docteur Petitjean.

Après un mois et demi de traitement, voici dans quel état elle se trouvait : douleur du genou presque nulle, articulation coxo-fémorale un peu engorgée, on sent le col et un peu la tête du fémur, raccourcissement diminué d'un centimètre et demi, fonctions organiques assez bonnes ; mouvements de la jambe assez difficiles, impossibilité de la locomotion. Nous prescrivons des douches et des bains à Salins.

Au bout de dix jours, la malade peut marcher avec des béquilles, on n'est plus obligé de la transporter à bras, la jambe s'allonge d'un centimètre, la claudication devient peu sensible. Après un mois de traitement, elle revient dans sa famille, marchant sans béquilles et ne conservant plus qu'un peu de faiblesse dans l'autre jambe.

La maladie s'est manifestée cette année par de vives douleurs au genou, et un peu de gonflement à l'articulement coxo-fémoral ; la claudication est de nouveau très-sensible, la malade est obligée de se servir d'une béquille pour s'appuyer ; cependant il n'y a pas de raccourcissement dans le membre.

Elle entre à l'établissement le 25 avril, et elle en sort le 30 mai. Nous lui avons fait prendre trente douches et quinze bains ; après la dixième douche et le cinquième bain, elle a posé sa béquille pour prendre une canne. Après la vingtième douche et le douzième bain, elle brûle sa canne. La claudication est faible ; les fonctions de la vie organique se font bien.

Nous avons été obligé de terminer ce traitement plus vite que nous ne l'aurions désiré ; mais la menstruation qui survint cette fois avec une abondance et une durée inconnues jusque-là chez cette jeune personne, nous força à suspendre le traitement, et du reste, lorsqu'elle partit, elle se trouvait parfaitement rétablie.

III.

MM^{lles} D.., 6 ans et 4 ans — Conjonctivo-kératite scrofuleuse, faiblesse de complexion. — Usage antérieur des Eaux de Kuztnach. — Douches et bains pendant un mois. — Guérison complète.

IV.

Mme...., 25 ans. — Alopécie par suite de pytiryasis. — Traitement antérieur fait à Paris et ailleurs : inutile. — Dix douches sur la tête, onctions d'huile de chenevis après la douche, usage interne des Eaux de Brides. Guérie parfaitement depuis deux mois.

V.

X...., 38 ans. — Syphilide squammeuse chronique et rebelle à tous les traitements : mercure, iode, bains de Kuztnach, de mer, d'Aix, etc. Au bout de vingt jours de bains, il part guéri.

Affections du système nerveux.

VI.

M...., 29 ans, tempérament bilioso-nerveux, à la suite d'une encéphalo-myélite très-grave, resta paralysé de tous les membres, la parole elle-même était excessivement gênée et chevrottante. Il ne pouvait se servir ni de ses mains, ni de ses pieds ; il fallait le transporter et le servir comme un enfant. Malgré l'avis contraire de ses médecins, qui redoutaient pour lui l'effet des Eaux de Salins, il s'y fit transporter, en désespoir de cause. Il nous arriva dans l'état indiqué ci-dessus et le moral profondément affecté. Nous lui prescrivons simultanément des bains et des douches à forte friction. Après le quatrième jour de traitement, il put se tenir sur ses jambes et descendre les escaliers appuyé sur

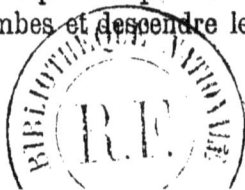

deux aides?.... L'amélioration est toujours allée en progressant ;
la faiblesse générale disparut peu à peu. Il put d'abord se
servir de ses membres inférieurs, puis monter sa montre, se servir à table, parler avec facilité ; enfin il récupéra l'usage régulier
de tous ses membres, et avant de partir, il assista à quelques bals
où il figura en galant cavalier, comme s'il n'eût jamais été malade.
Le traitement dura 40 jours.

Cette observation si remarquable vient à l'appui de ce que nous
disions plus haut à propos des affections nerveuses pour lesquelles on peut hardiment prescrire les Eaux de Salins malgré
certaines contre-indications plus apparentes que réelles.

VII.

M..., 55 ans, tempérament sanguin-nerveux, fut atteint, à la suite
d'une affection rhumatismale, d'une paralysie complète des deux
membres inférieurs avec atrophie et œdème des pieds et des
périmalléolaires ; la main gauche est généralement paralysée. On
est obligé de le porter au bain ; les fonctions générales se font
bien. — Après une dizaine de bains et de douches, il put com-
mencer à marcher à l'aide de deux béquilles, l'œdème diminua,
les chairs revinrent, et l'état du malade se trouvant singulièrement
amélioré, nous lui conseillâmes, eu égard à son âge, de prendre
un mois de repos, et de venir faire une deuxième cure. Nous
avons en effet remarqué que dans quelques affections chroniques,
deux traitements suivis la même année à un certain intervalle,
sont plus avantageux qu'un seul trop prolongé ; dans ce dernier
cas, il y a quelquefois saturation, et alors l'action du remède s'an-
nule.

Ce malade nous revint après un mois ; la paralysie était amé-
liorée d'une manière remarquable ; ce temps de repos avait permis
à la cure première de développer ses effets. Le traitement fut con-
tinué encore pendant vingt jours avec un succès toujours croissant.
Lorsqu'il partit, il pouvait faire quelques centaines de pas en
s'appuyant sur sa canne. Mais nous étions convaincus que là ne
s'arrêterait pas le résultat que l'on devait obtenir, et nous lui
annoncions que sa situation continuerait à s'améliorer. C'est ce
qui est arrivé ; maintenant il marche sans appui, et vaque facilement à ses affaires. Il doit revenir pour consolider sa guérison et
prévenir une rechute.

VIII

M..., 30 ans. — Anaphodisie complète, pas d'antécédents syphilitiques, pas d'habitudes secrètes. Nouvellement marié et resté vierge jusque-là. — Moral sombre, abattu.

Nous lui prescrivons des douches sur l'épine dorsale. Après un traitement d'un mois, cette désagréable affection avait disparu, le moral était devenu gai : tout nous porte à croire que la guérison s'est maintenue.

IX

Mme..., 35 ans. Depuis dix-huit mois, cette dame était prise fréquemment d'accès gastralgiques atroces dont le début remontait à une fièvre puerpérale. Tous les médicaments avaient été inutilement mis en usage. Lorsqu'elle vint prendre nos Eaux, voici l'état dans lequel elle se trouvait : prostration des forces arrivée au point de l'obliger à se reposer vingt ou trente fois pour faire le trajet de 12 minutes qui sépare Moûtiers de Salins ; facies jaune-paille, émaciation extraordinaire, appétit nul, vomissements obstinés des aliments et de matières glaireuses, coliques fréquentes et pouls continuellement fébrile, moral abattu.

Sous l'influence de quelques bains, tous les symptômes s'amendèrent, les forces et l'appétit revinrent, le moral se releva, la fièvre disparut peu à peu, et une amélioration générale se fit sentir. Ces symptômes favorables ne se démentirent pas un seul instant, et on put voir cette jeune dame marcher de jour en jour vers une guérison radicale. Elle partit après un mois et demi de traitement complétement métamorphosée.

X

M..., 27 ans, spermatorrhée à la suite de blennorrhée chronique. Cette affection datait de deux ans, les pertes étaient fréquentes et la constitution détériorée, le moral profondément affecté. Le traitement fut divisé en deux saisons. Après la première, la spermathorrée avait diminué, et devenait moins fréquente ; la deuxième fit complétement justice de cette grave maladie. La gaîté et la santé la plus florissante vinrent couronner la cure de cette affection jusque-là rebelle à tous les traitements suivis.

Affections rhumatismales et traumatiques.

XI.

M..., 52 ans, était atteint depuis 26 ans d'une affection rhumatismale aux hanches qui lui causait une grande difficulté pour marcher, et qui devenait plus ou moins douloureuse selon les variations atmosphériques. Ce rhumatisme chronique quitta insensiblement son siége primitif et, vers le milieu de l'année 1840, vint se fixer dans toute son intensité à l'articulation du genoux gauche. Dès lors, douleurs continues, raideur de l'articulation et impossibilité de se servir de son membre. Cet état nécessita l'usage des béquilles. Dans le mois d'octobre de la même année, il vint me consulter et je lui conseillai, malgré le saison thermale avancée, d'aller prendre les bains de Salins. Après cinq bains, il sentit une amélioration très-satisfaisante. Il continua, et après le huitième bain il posa ses béquilles. Aujourd'hui sa guérison s'est maintenue, et il est dans un bon état de santé.

Nous pourrions multiplier ces observations, mais les différentes affections dont nous avons donné les types principaux suffisent pour convaincre les esprits les plus prévenus contre la réclame thermale. — Puissance, rapidité d'action, spécificité dans les maladies des systèmes nerveux et ganglionnaire : telles sont, croyons-nous, les propriétés incontestables qui ressortent des histoires cliniques que nous avons citées. Aux incrédules, nous dirons : Venez et voyez.

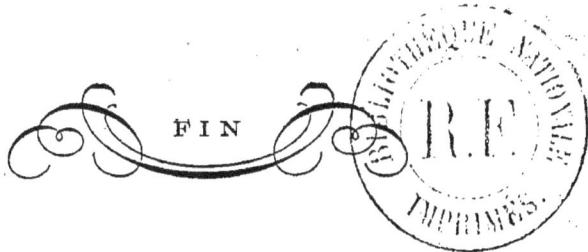

FIN

IMPRIMERIE MÉNARD ET COMPAGNIE

www.ingramcontent.com/pod-product-compliance
Lightning Source LLC
Chambersburg PA
CBHW050459210326
41520CB00019B/6274